职业健康技术服务机构
新冠肺炎疫情防控工作指引

国家卫生健康委员会职业健康司 编

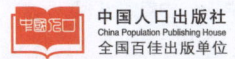

中国人口出版社
China Population Publishing House
全国百佳出版单位

图书在版编目（CIP）数据

职业健康技术服务机构新冠肺炎疫情防控工作指引 / 国家卫健委职业健康司编 . -- 北京：中国人口出版社 , 2020.3

ISBN 978-7-5101-7278-6

Ⅰ . ①职… Ⅱ . ①国… Ⅲ . ①日冕形病毒－病毒病－肺炎－疫情管理－中国Ⅳ . ① R563.1

中国版本图书馆 CIP 数据核字 (2020) 第 035301 号

职业健康技术服务机构新冠肺炎疫情防控工作指引
ZHIYE JIANKANG JISHU FUWU JIGOU XINGUAN FEIYAN YIQING FANGKONG GONGZUO ZHIYIN

国家卫生健康委员会职业健康司　编

责任编辑	张宏文　刘继娟
美术编辑	夏晓辉
责任校对	贾晓晨
责任印刷	林　鑫　单爱军
出版发行	中国人口出版社
印　　刷	北京柏力行彩印有限公司
开　　本	787 毫米 ×1092 毫米　1/32
印　　张	1.25
字　　数	50 千字
版　　次	2020 年 3 月第 1 版
印　　次	2020 年 3 月第 1 次印刷
书　　号	ISBN 978-7-5101-7278-6
定　　价	8.00 元

网　　址	www.rkcbs.com.cn
电子信箱	rkcbs@126.com
总编室电话	(010)83519392
发行部电话	(010)83510481
传　　真	(010)83538190
地　　址	北京市西城区广安门南街 80 号
邮　　编	100054

版权所有　侵权必究　质量问题　随时退换

前言

为贯彻落实《国务院应对新型冠状病毒感染肺炎疫情联防联控机制关于切实加强疫情科学防控有序做好企业复工复产工作的通知》精神，指导职业健康技术服务机构（包括职业卫生技术服务机构、放射卫生技术服务机构、职业健康检查机构、职业病诊断机构、化学品毒性鉴定机构）做好新冠肺炎疫情防控工作，切实保障职业健康技术服务人员及其服务对象身体健康和生命安全，国家卫生健康委职业健康司组织制定了《职业健康技术服务机构新冠肺炎疫情防控工作指引》，为增强可读性，联合中国人口出版社配以漫画，公开出版发行，供广大职业健康服务机构工作人员学习执行。

目 录

第一章　总体要求 1

第二章　具体工作指引 10

（一）职业卫生技术服务机构 10
（二）放射卫生技术服务机构 14
（三）职业健康检查机构 20
（四）职业病诊断机构 25
（五）化学品毒性鉴定机构 29

第一章　总体要求

1. 认真贯彻执行党中央、国务院和地方各级党委政府关于新冠肺炎疫情防控的各项工作要求。
2. 建立本单位新冠肺炎疫情防控工作机制，结合职业健康技术服务工作实际，明确和落实防控责任、任务、措施，制定工作方案。

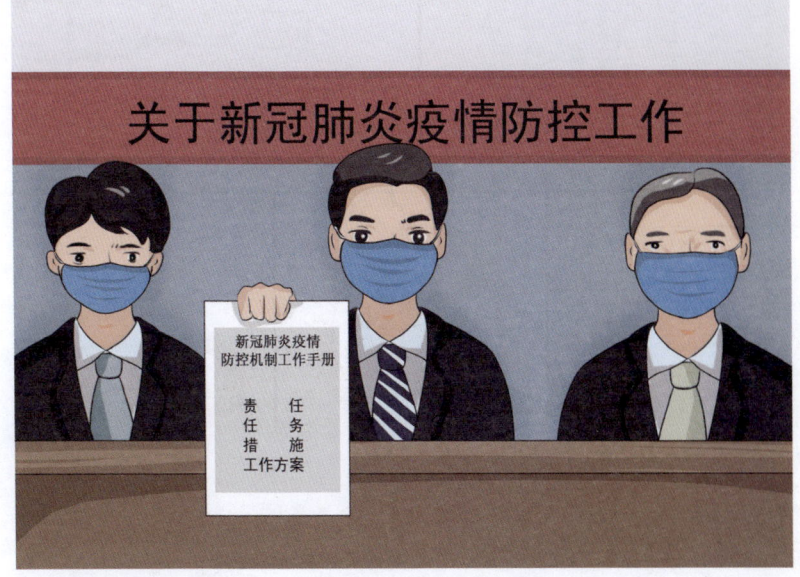

3. 做好工作场所及相关场所(包括但不限于办公室、实验室、诊室、检查室、会议室、食堂、电梯、楼道、卫生间等)、专业车辆等设施设备的清洁和消毒工作。

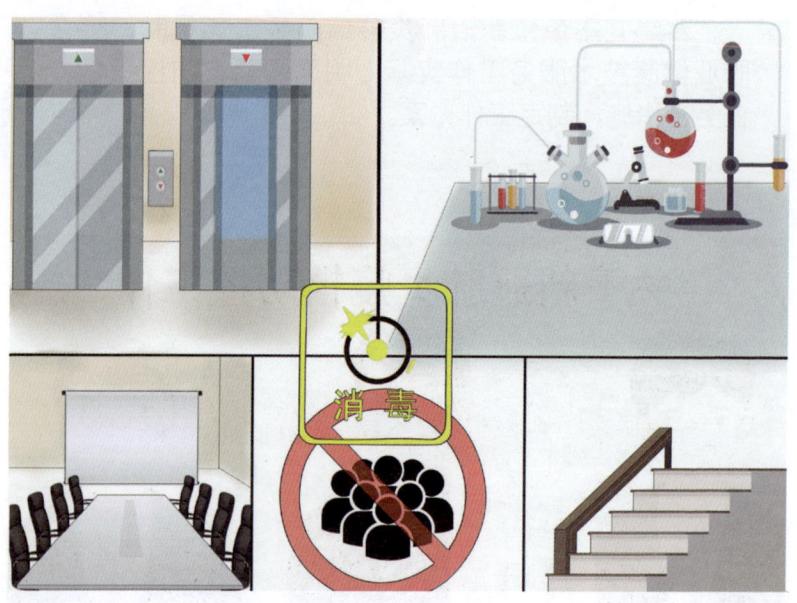

第一章 总体要求

保持工作服、工作帽、座椅套等纺织物清洁,定期洗涤、消毒处理。加强餐(饮)具、卫生洁具的消毒。做好上述清洁消毒记录。

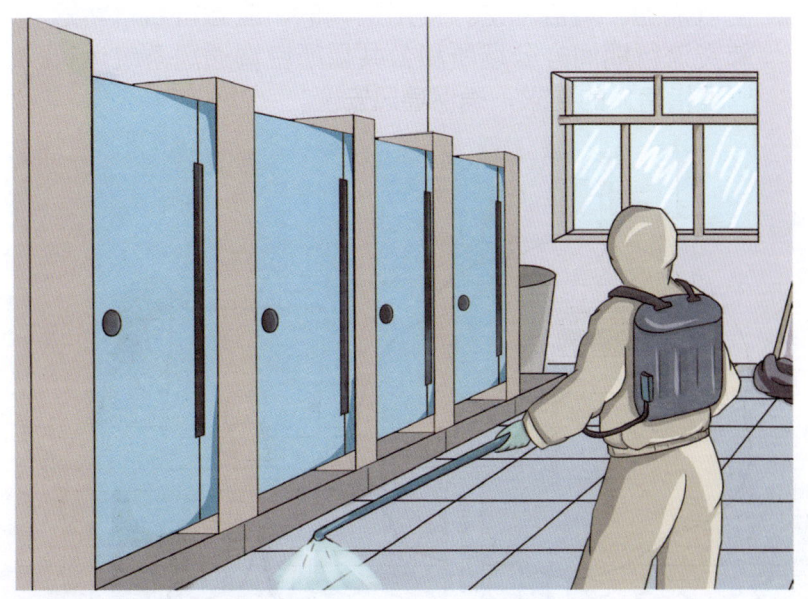

4. 严格落实实验室等工作场所的出入管理措施，未经许可不得进入。完善实验室通风设施设备，保持实验室、办公室、档案室等工作场所和储藏室等区域空气流通、清洁卫生。使用空调的，应当符合《新冠肺炎流行期间办公场所和公共场所空调通风系统运行管理指南》的要求，确保通风安全。

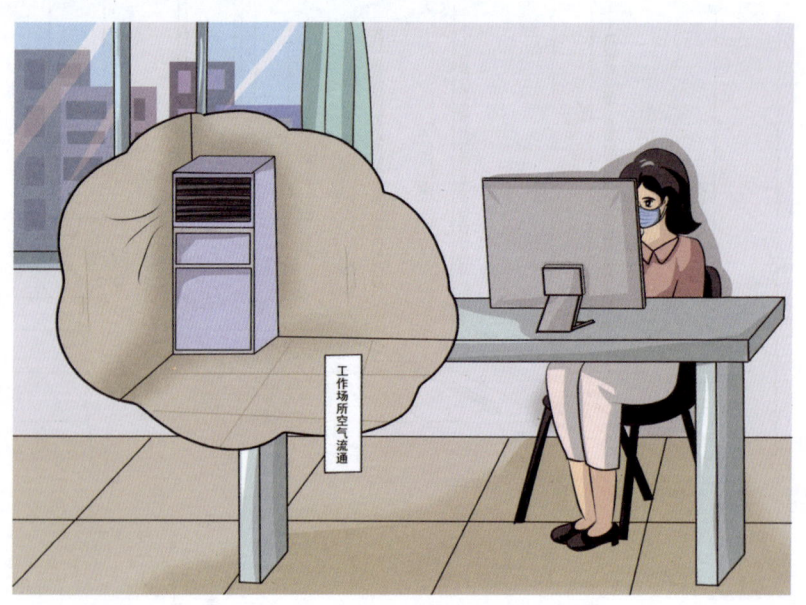

第一章 总体要求

5.加强员工健康管理,督促员工落实手卫生要求,尽量减少用手触碰公共设施,勤洗手。开展体温监测,严格落实"早发现、早报告、早隔离、早诊断、早治疗"的要求。对外出开展技术服务的员工的健康状况进行密切监测,出现发热、咳嗽等症状,及时按规定处理。

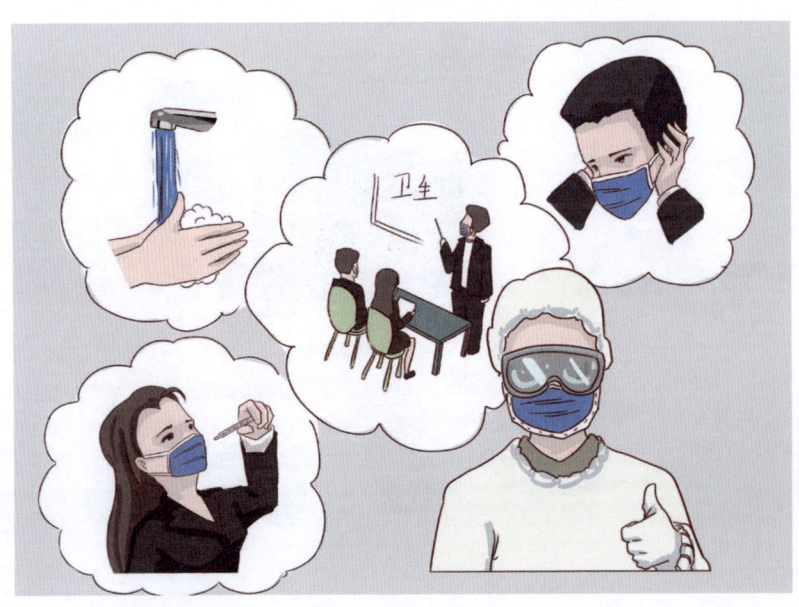

6. 建立疫情防控时期技术服务台账，提前掌握并如实记录技术服务对象（用人单位、劳动者）基本情况、工作时间、工作地点（外出工作的还需记录工作路径）、人员等信息。根据疫情防控形势，合理安排职业健康技术服务工作。

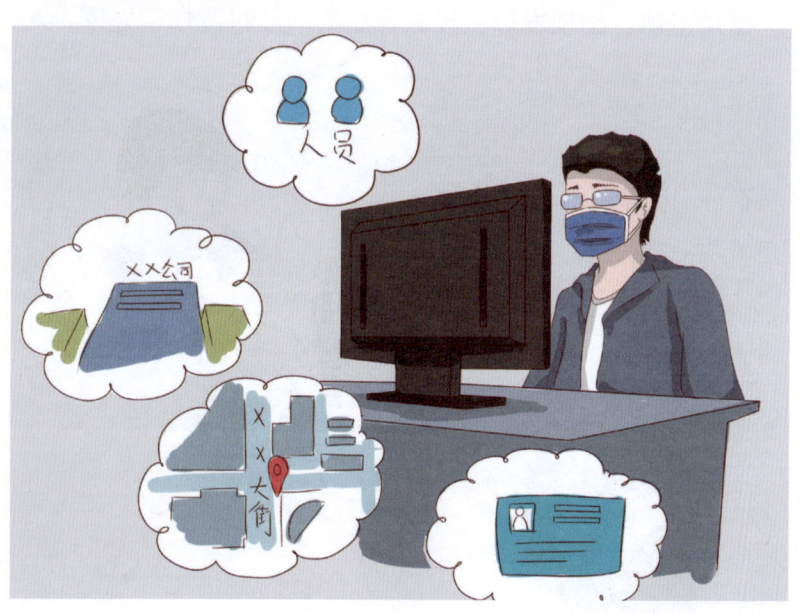

第一章　总体要求

7.尽可能避免或减少会议、培训等人员聚集活动,减少不必要的外出。如有人员聚集活动,应当提供并要求佩戴防护口罩等防护用品,做好个人防护。员工在上下班途中、工作场所及其他人员密集场所应当按要求正确佩戴口罩等防护用品。口罩的选择和使用应当符合《不同人群预防新型冠状病毒感染口罩选择与使用技术指引》的要求。

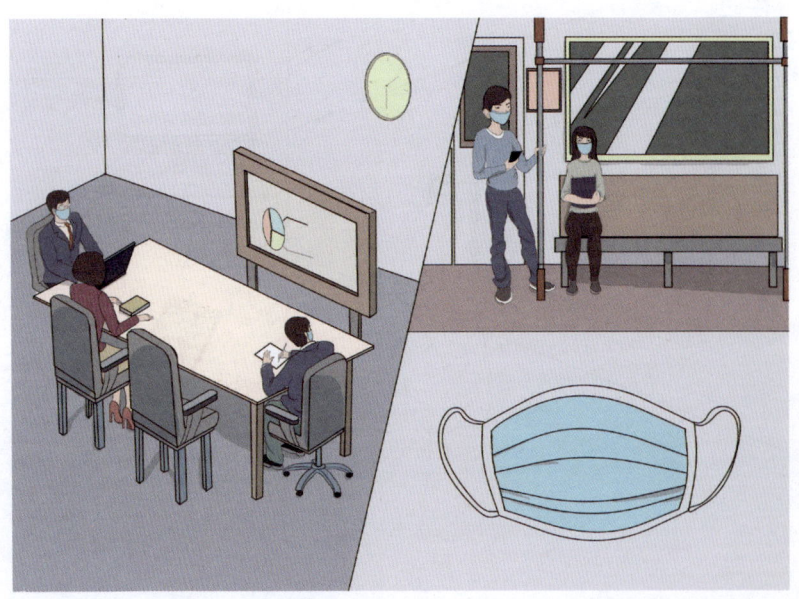

8.利用网站、微信公众号、宣传栏、宣传单等载体,向本单位员工和技术服务对象开展新冠肺炎防控知识宣传教育,提高员工和技术服务对象的自我防护意识和防护能力。

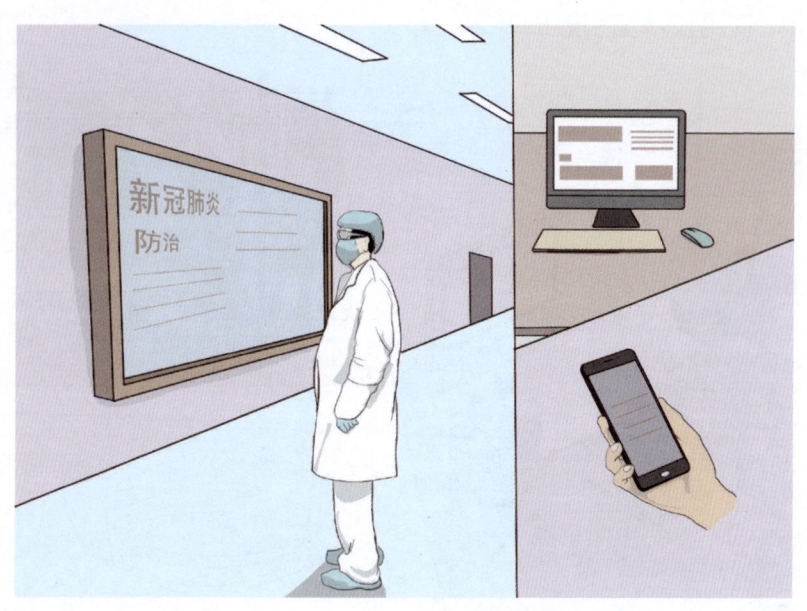

第一章 总体要求

9.积极开展心理疏导工作,缓解员工在疫情严峻形势下工作的焦虑情绪。

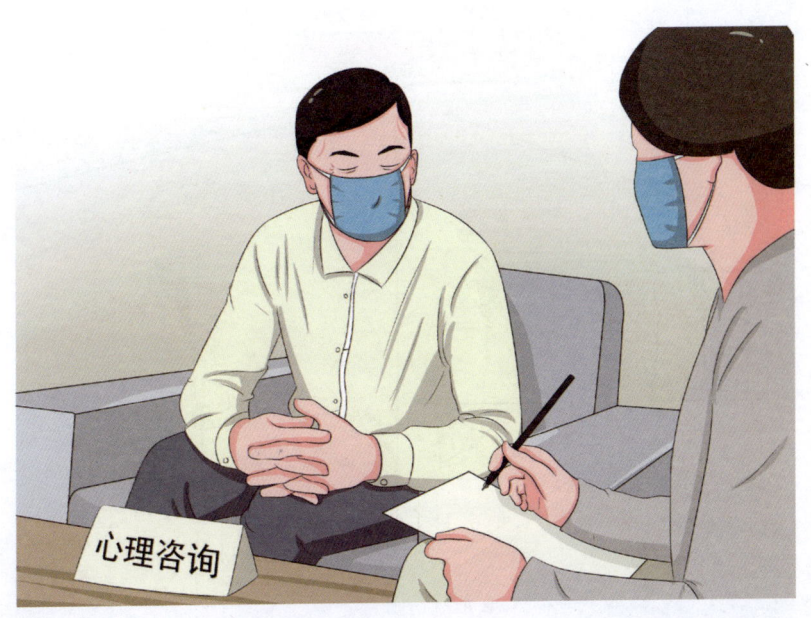

第二章 具体工作指引

（一）职业卫生技术服务机构

1. 加强对仪器设备、实验器具、采样设备、采样车辆等的消毒和清洁工作。

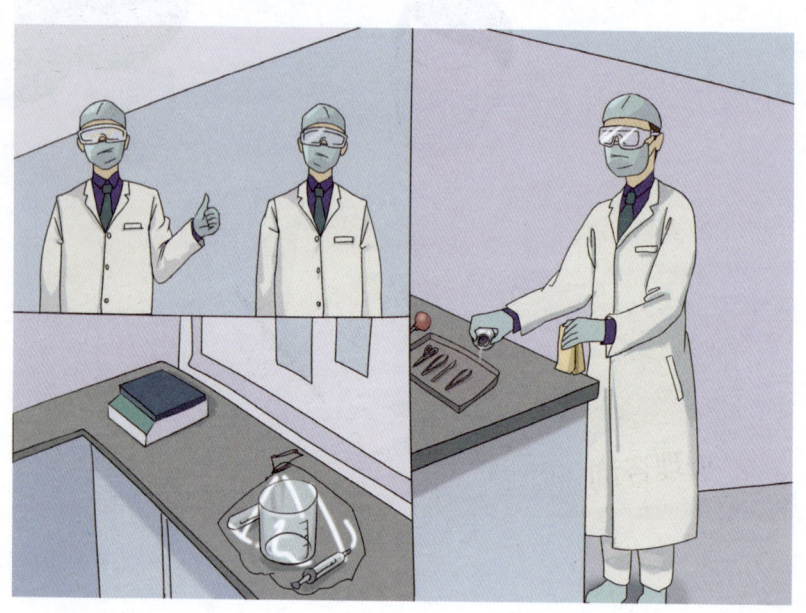

第二章 具体工作指引

2. 现场调查、采样及检测时,必须做好员工个人防护工作,全程正确佩戴能同时防护相应职业病危害因素和新冠病毒的防护用品(全/半面罩、口罩、防护眼镜、手套等),并相互检查确认,同时要求用人单位员工正确佩戴相应的防护用品。使用过的防护用品应当按相关要求处理。工作完成后,清点采样、检测仪器或设备数量,消毒后采用保鲜膜或塑料薄膜打包。

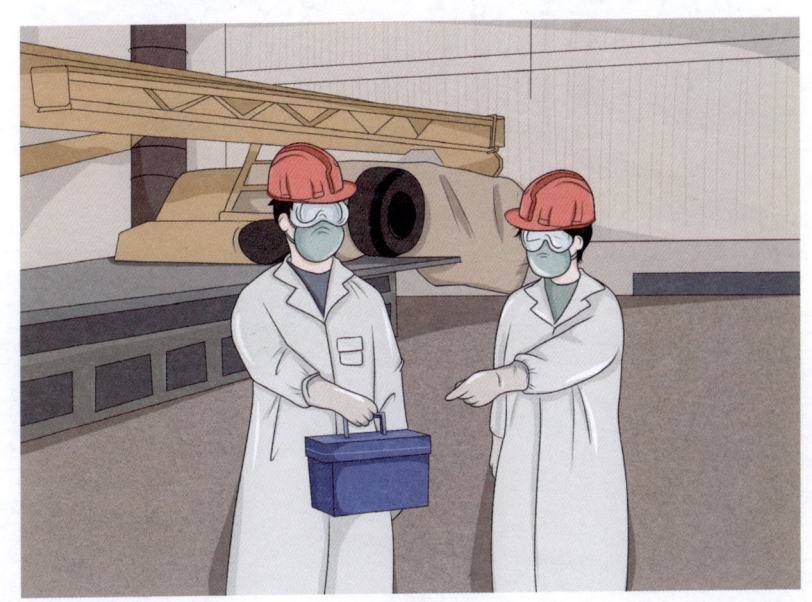

3. 样品进入实验室前,应当在不影响检测数据准确性的前提下对其外包装进行消毒处理。

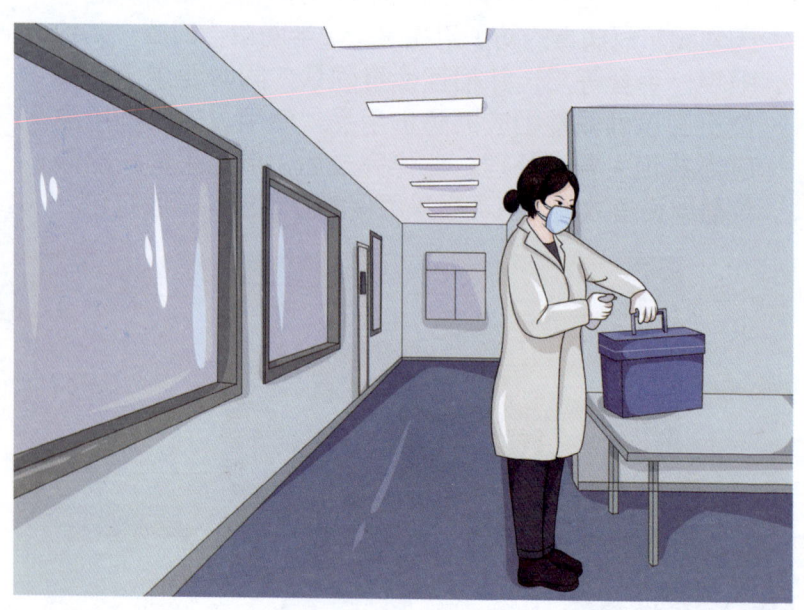

第二章 具体工作指引

4.进行样品分析(尤其是生物样品)时,实验人员应当做好个人防护,并妥善处理废弃样品。

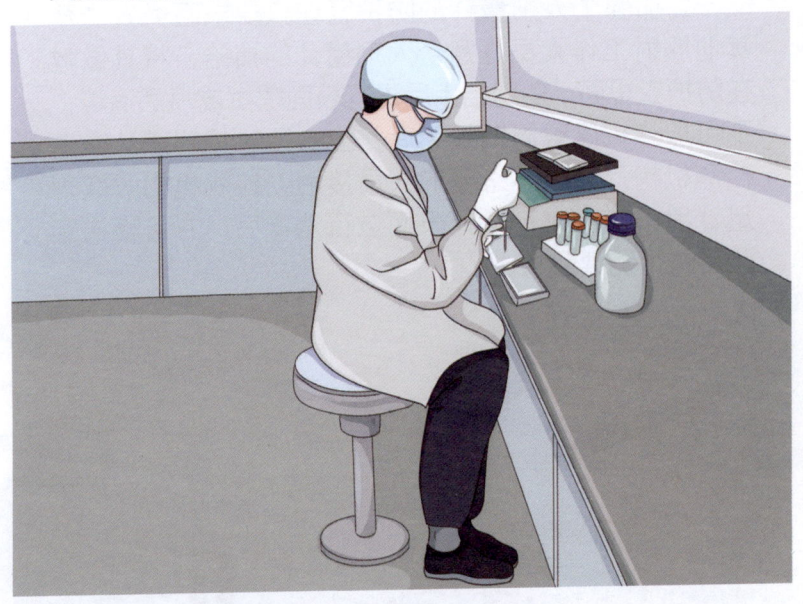

5.对发生新冠肺炎病例及疑似病例的用人单位,做好沟通协调,根据疫情防控形势,合理安排职业卫生技术服务工作。

（二）放射卫生技术服务机构

1. 加强个人剂量计的防护管理。要求医务人员及其他放射工作人员注意个人剂量计的清洁，将其佩戴在防护衣里面，使用结束后进行表面擦拭或喷洒消毒，不可加热；佩戴周期结束后，应当及时将剂量计交还检测机构，减少不必要的人员接触。检测机构收取剂量计后，应当对剂量计表面进行消毒后，方可移送实验室进行测读分析。

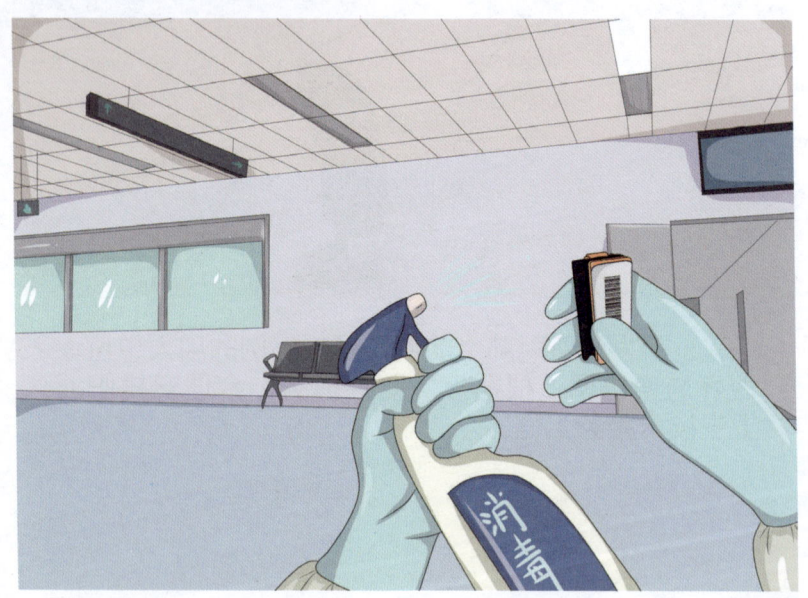

第二章 具体工作指引

2. 外出检测或采样时,应当使用保鲜膜或塑料薄膜将仪器包裹起来(其中 α、β 表面污染测量仪不宜包裹太厚,以免影响检测结果),配备医用隔离布及个人防护用品(包括口罩、皮肤消毒液、隔离衣、鞋套、发帽、医用手套、护目镜及 75% 乙醇喷雾剂或含乙醇的一次性消毒湿巾等)。采样或检测工作人员需经过感染控制培训,掌握个人防护和消毒技能。到达现场后,应当正确佩戴口罩、发帽、鞋套及手套等防护用品,并相互检查确认。

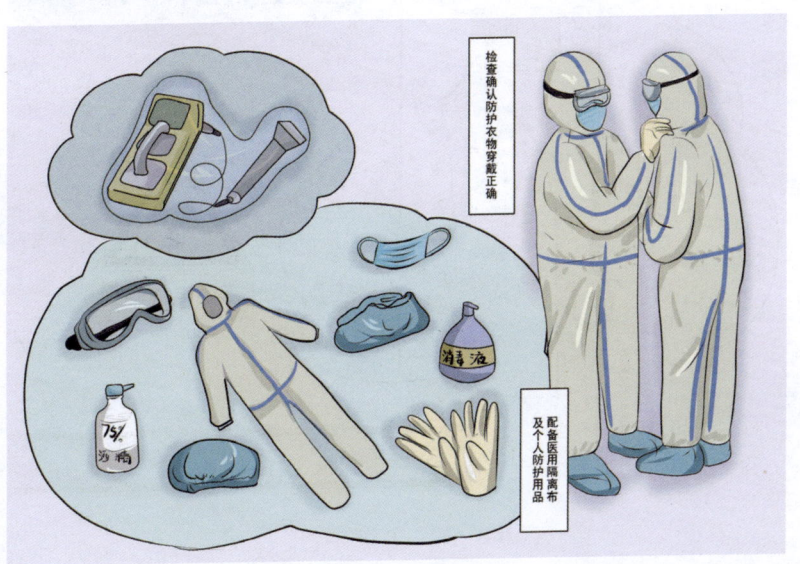

3. 对收治新冠肺炎病例及疑似病例的医疗机构（如定点救治医院）或医疗机构敏感科室（如发热门诊、ICU），应当及时提供放射卫生技术服务，提前做好必要的沟通协调。如确需要开展服务的，应当重点加强个人防护，根据放射诊疗设备所在区域的防护级别，穿戴符合要求的个人防护用品，严格执行手卫生要求，尽量避免在敏感区域长时间逗留。

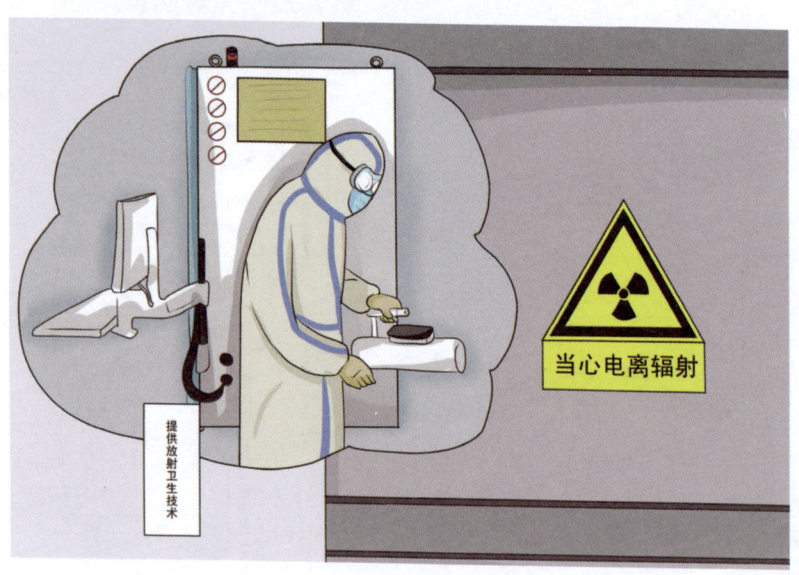

4. 员工进入医疗机构开展技术服务活动时，应当与陪同人员做好沟通，规划好路线，尽量避免进入敏感区域，遵守相关防疫要求。到达工作地点，由医疗机构进行消毒或自行消毒后，方可开展作业。当必须进入敏感区域作业时，应当根据医疗机构划定的清洁污染分区和管理要求，尽量由一人进入污染区负责摆放设备、进行检测或采样，记录人员尽量在清洁区书写原始记录。

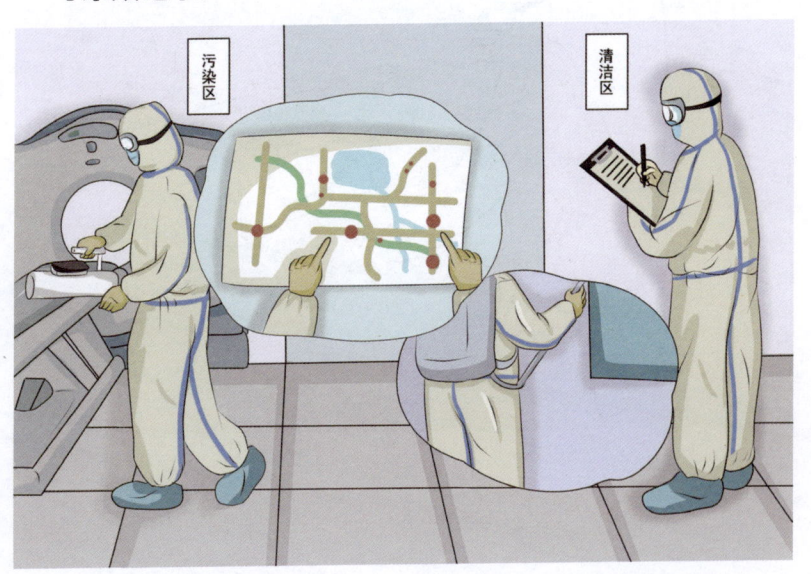

5. 工作仪器摆放应当尽量避免接触被检设备外表面，可使用医用隔离布等进行防护。开展防护检测时，尽量不进入高危病区，如确有必要，人员及仪器应做好防护。

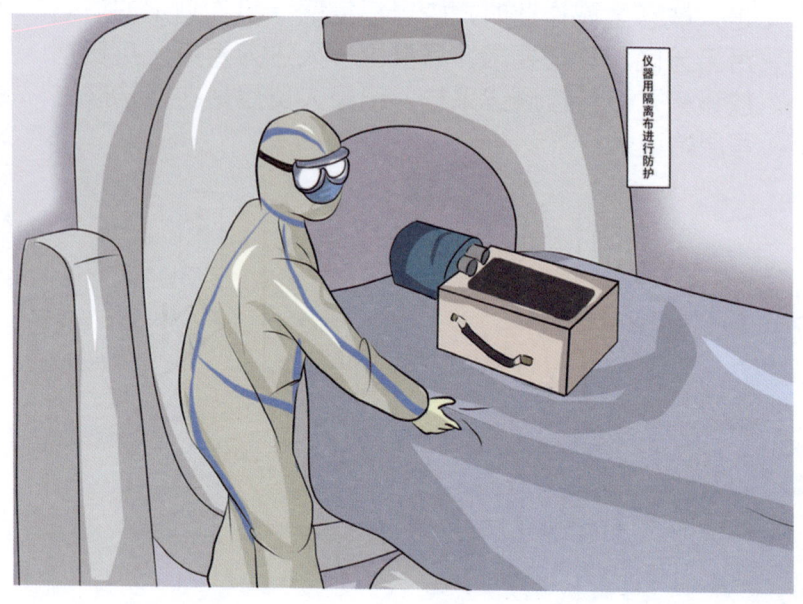

6. 工作完成后，清点设备数量，在检测现场逐一使用75%乙醇或含乙醇的一次性消毒湿巾对设备和坚固工具箱外表面进行消毒后方可装箱带出。使用过的个人防护用品应当按相关要求在现场弃置。在非清洁区使用的仪器设备使用记录及检测的原始记录应当在现场用塑料薄膜严密包裹，必要时，回到实验室后进行消毒。

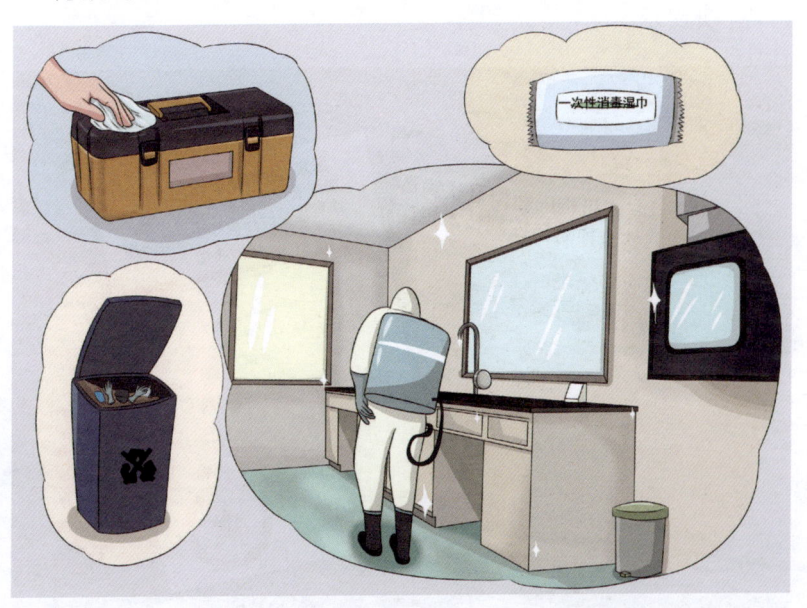

7. 员工开展现场采样检测时，应当严格遵守医疗机构放射卫生防护管理要求，避免受到意外照射。

（三）职业健康检查机构

1. 严格执行《医疗机构内新型冠状病毒感染预防与控制技术指南》和《国家卫生健康委办公厅关于加强重点地区重点医院发热门诊管理及医疗机构内感染防控工作的通知》（国卫办医函〔2020〕102号）的各项要求。

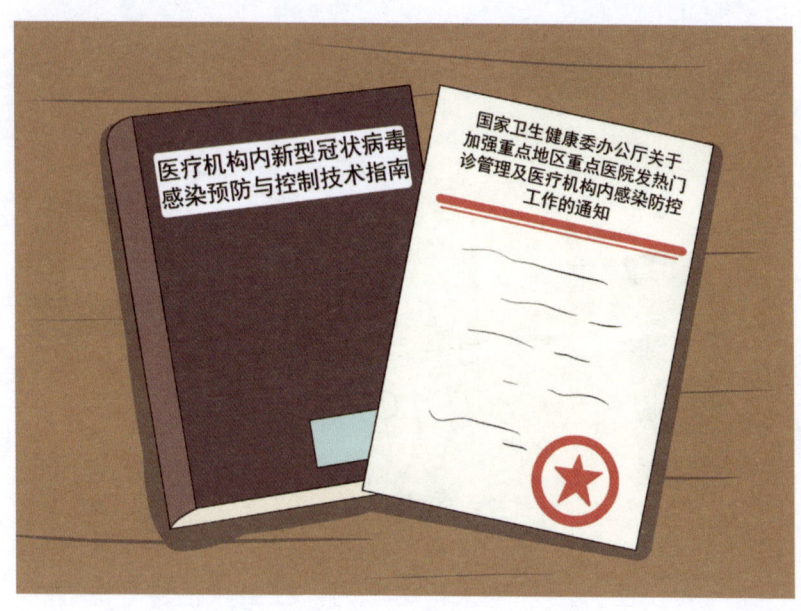

第二章 具体工作指引

2. 做好与用人单位的沟通,根据新冠肺炎疫情防控形势,合理安排职业健康检查工作。

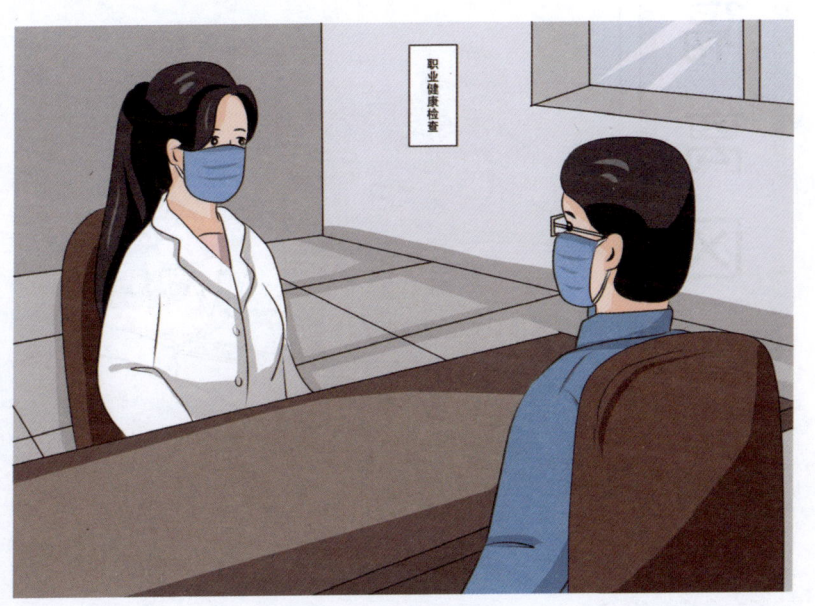

3. 建议用人单位对发热员工或按照疫情防控要求需要隔离、治疗、医学观察的员工暂时不安排参加职业健康检查。

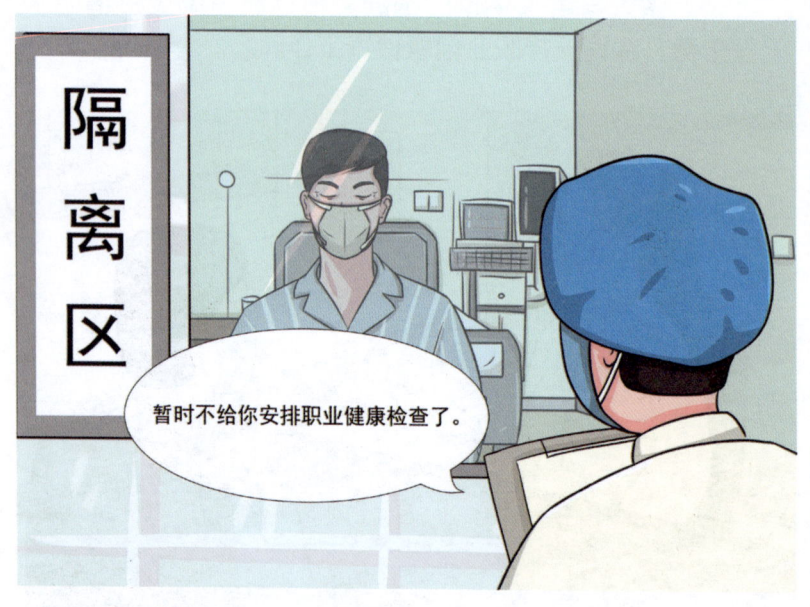

第二章 具体工作指引

4. 要求参加职业健康检查的劳动者全程正确佩戴口罩（因照相、医学检查等需要脱去口罩的除外）。

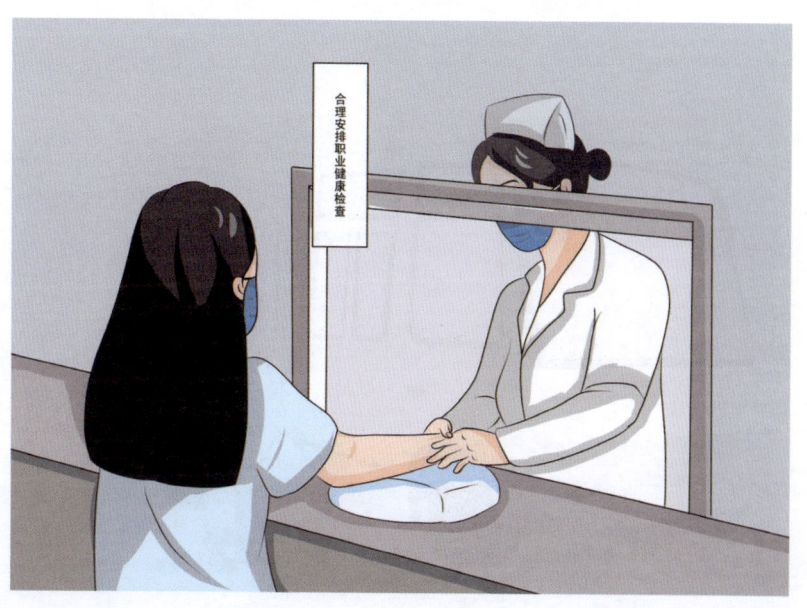

5.开展外出职业健康检查的,要做好车辆、仪器、设备的消毒和清洁卫生工作。

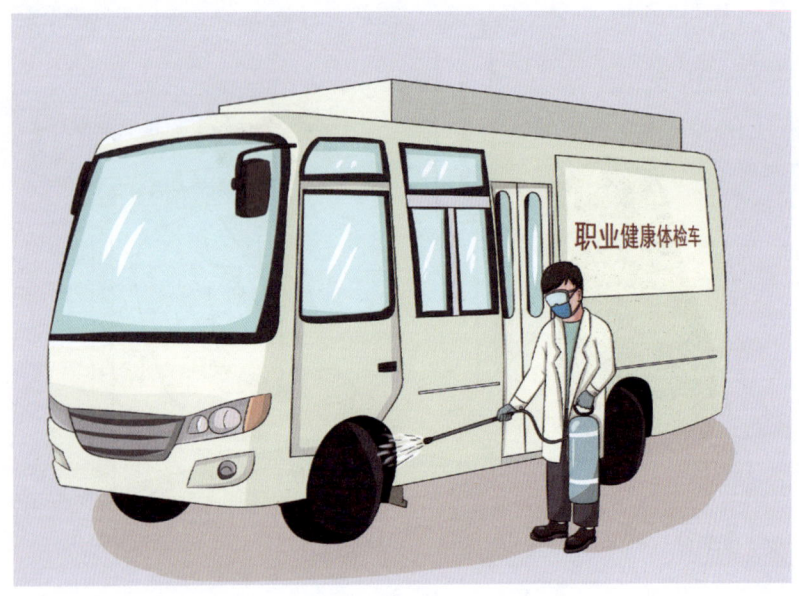

第二章 具体工作指引

（四）职业病诊断机构

1. 严格执行《医疗机构内新型冠状病毒感染预防与控制技术指南》和《国家卫生健康委办公厅关于加强重点地区重点医院发热门诊管理及医疗机构内感染防控工作的通知》（国卫办医函〔2020〕102号）的各项要求。

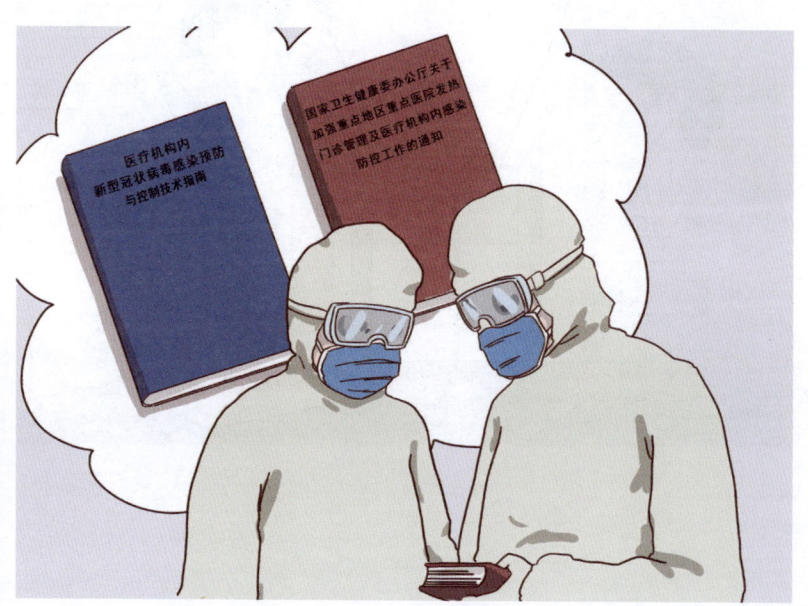

2. 做好与用人单位的沟通，根据新冠肺炎疫情防控形势，合理安排职业病诊断工作。

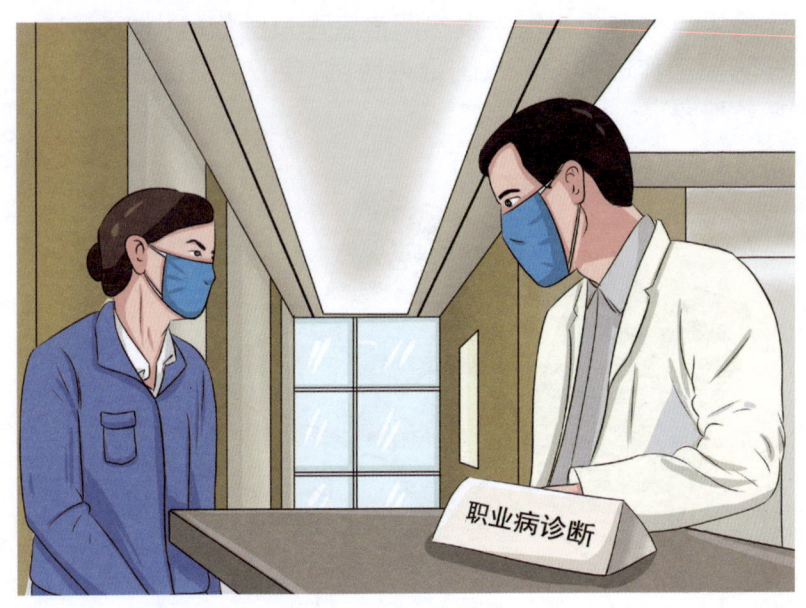

第二章 具体工作指引

3.要求参加职业病诊断的劳动者全程正确佩戴口罩（因照相、医学检查等需要脱去口罩的除外）。

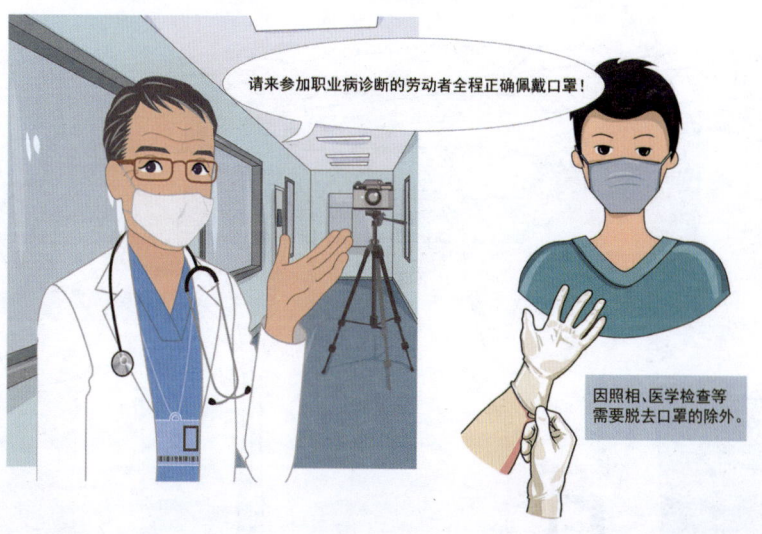

4. 因职业病诊断工作需要、外出开展现场调查的员工，要全程佩戴能同时防护相应职业病危害因素和新冠病毒的防护用品（全/半面罩、口罩、防护眼镜、手套等），并做好有关车辆、仪器、设备的消毒和清洁卫生工作。

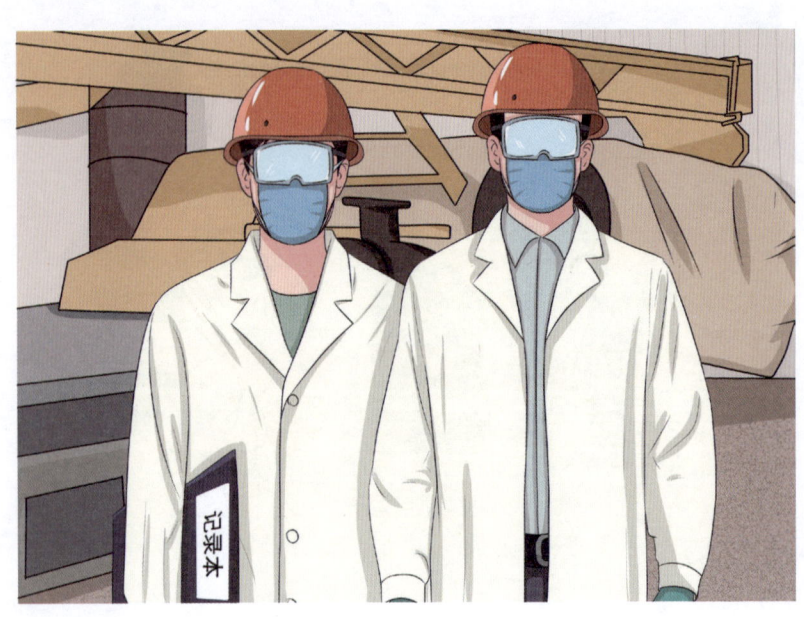

第二章 具体工作指引

（五）化学品毒性鉴定机构

1. 严格执行《化学品毒性鉴定技术规范》规定的各项要求。

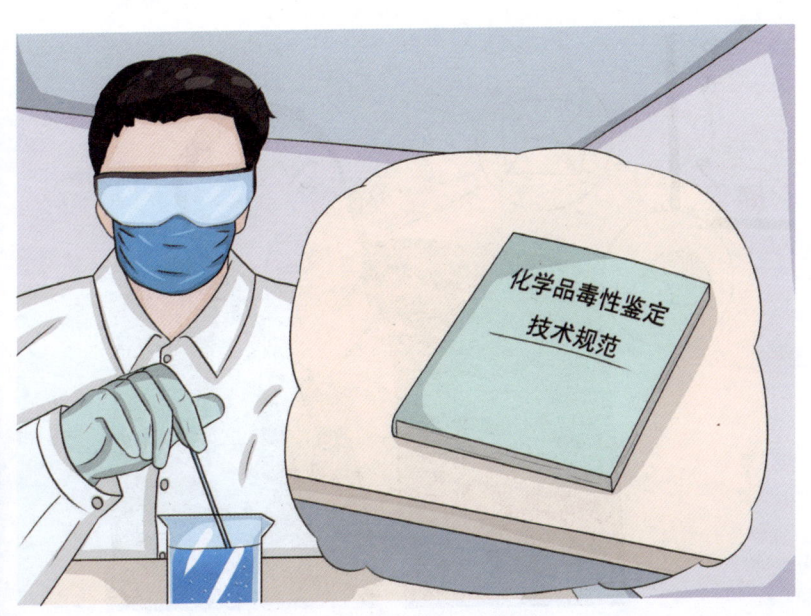

2.在与客户签订技术服务合同时,尽量通过电话、电子邮件、微信等交流方式,减少与客户面对面接触。

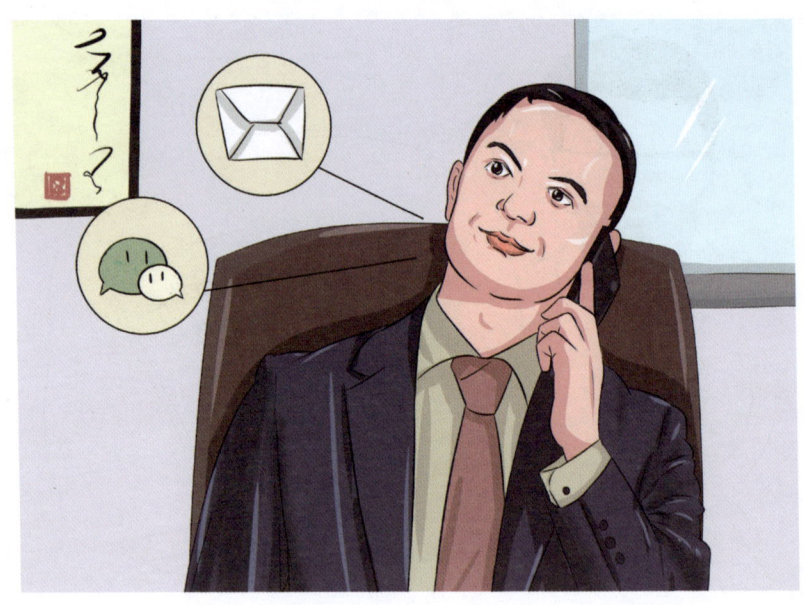

第二章 具体工作指引

3. 送检样品和毒性鉴定报告推荐使用邮寄方式送达。

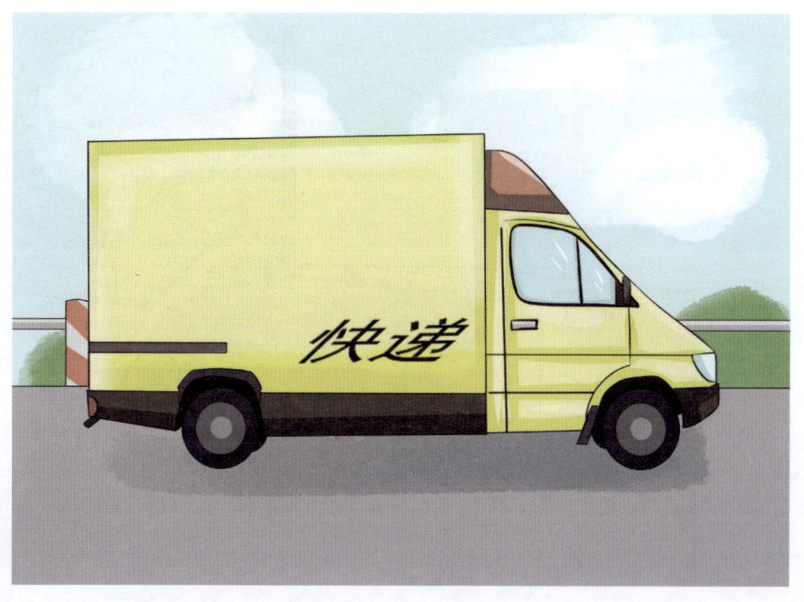

4. 在不影响检测结果的前提下,对送检样品外包装进行消毒。

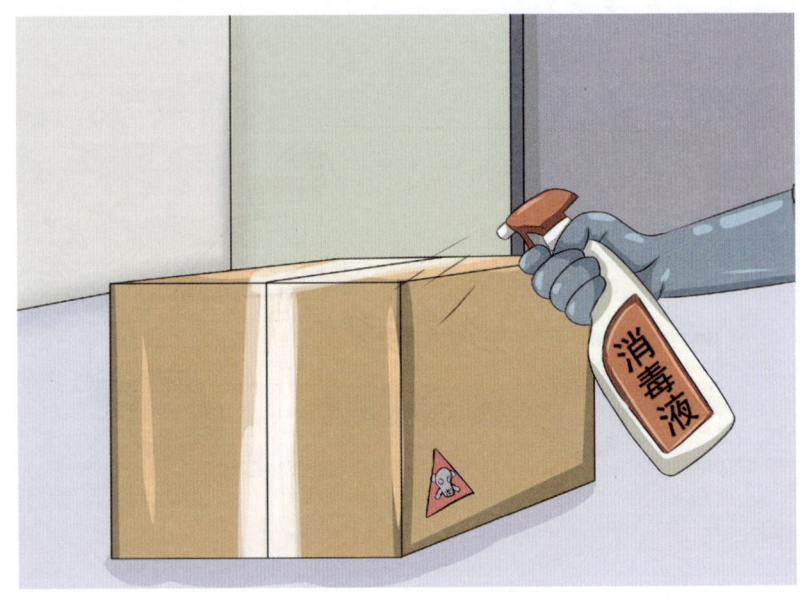

漫　　画：游艺爽　梁淇超　栗泽斌　黄盼娜　张铭月　邓琳娜
　　　　　张　研　田　露　郝珈蓓　刘小烨　郎一鉴
装帧设计：夏晓辉　李泊翰

"健康中国"科普出版行动
——新冠肺炎防控系列

1. 《新冠肺炎防控漫画（城镇版）》
2. 《新冠肺炎防控漫画（农村版）》
3. 《新型冠状病毒肺炎疫情防控健康教育核心信息及释义》
4. 《新冠肺炎防控手册（漫画版）》
5. 《农村居民防控新型冠状病毒肺炎问答》
6. 《老年人新型冠状病毒肺炎防护问答（漫画版）》
7. 《孕产妇和儿童新冠肺炎防控手册（漫画版）》
8. 《企业做好新冠肺炎防护攻略（漫画版）》
9. 《职业健康技术服务机构新冠肺炎疫情防控工作指引（漫画版）》
10. 《新冠肺炎托幼机构防控问答》（暂定名）
11. 《中小学校新冠肺炎防控问答（漫画版）》
12. 《新冠肺炎疫情期间医护人员如何做好自我心理疏导（漫画版）》
13. 《新冠肺炎防控法律知识问答（漫画版）》
14. 《新冠肺炎防控手册（漫画版）》汉藏双语